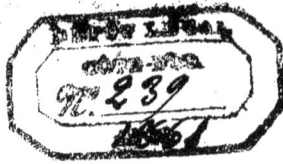

HYDROTHÉRAPIE.

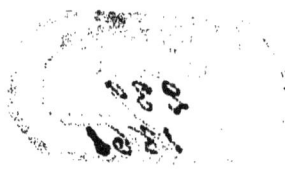

Dijon,

LAMARCHE, LIBRAIRE.

1861

HYDROTHÉRAPIE.

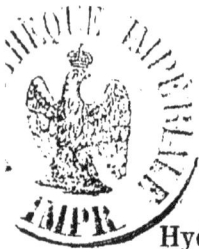

I.

Adieu Carnaval !

Hydrothérapie signifie *Cure par l'eau*. Ajoutons tout de suite que c'est de l'eau dans sa plus grande simplicité ; il n'y a pas même (en général) l'addition de la chaleur. Ce ne sont pas là des bains chauds, ni des bains tièdes, ni des bains de vapeur, toutes formes auxquelles vous accordez volontiers de la vertu. C'est de l'eau froide.

— Bon ! répond Truffin, voilà qui est clair et limpide, mais passons, s'il vous plaît, au champagne. Assez d'eau comme cela. Je me porte bien sans Neptune, et la vue de son domaine me rend toujours malade.

— Raison de plus, mon ami ; on guérit le mal de mer par la mer. Mais ce qui vous étonnera plus encore, on guérit le rhumatisme par l'eau froide ; et (voici à votre adresse) le goutteux qui sait vivre donne l'hiver aux *Frères provençaux* et l'été à Priessnitz. Ce dernier désobstrue à merveille les foies que les truffes de ceux-là ont engorgés, et il lubréfie, au contraire, les surfaces articulaires que Bacchus dessèche et rend âpres au frottement. Ainsi, buvons puisque nous sommes en carnaval, mais préparons notre carême en chrétiens prévoyants. Ecoutez mon sermon, cher Emile, je prétends le faire sérieux. Versez. Le champagne frappé va m'inspirer. Je fais l'éloge d'un liquide pur et froid.

Tout près du Val-Suzon que j'ai traversé par le froid et la neige de la fin de novembre, je rencontrai, il y a deux ans, à travers les crêtes sinueuses de la Côte-d'Or, des êtres humains, qui, après le bain dans une eau de 8 degrés, ou après la douche dans une eau plus froide encore, marchaient à grands pas, la tête au vent, et une joyeuse animation sur le front. La bise leur semblait un souffle indifférent : ils se désaltéraient dans les fontaines d'eau vive qui jaillissaient là presque à chaque pas, et que la glace, comme un cadre brillant, ornait de pendentifs, de stalagmites élégantes. Ces étranges personnages n'étaient point des Russes, c'étaient des malades, des Parisiens, très frileux naturellement, et rendus extrêmement sensibles par l'action longtemps prolongée de leurs maux. Mais ils étaient devenus *hydropathes,* et c'est tout dire : ils s'étaient aguerris et méprisaient toutes sortes d'intempérie. Au contraire, ils conquéraient la chaleur et la vie au milieu d'un air glacial et au sein de l'eau froide. Celle-ci leur était administrée sous mille formes dans l'établissement de Saint-Seine, bien connu des adeptes de cette remarquable médication.

Ici un goutteux ingurgitait l'élément liquide à longs traits et rendait des ruisseaux de sueur dans une sorte d'enveloppement qui rappelle absolument la momie d'Egypte ; là un athlète perclus de rhumatismes recevait sur ses membres une colonne d'eau d'une puissance effrayante ; là un troisième s'étendait sous une sorte de pluie sifflante semblable à un orage furieux. Pour d'autres, ce sont de légers brouillards, des jets plus ou moins obliques, des nappes liquides d'épaisseur variable, de simples frictions humides et sèches alternativement, une simple goutte d'eau, quelquefois, qui tombe, comme le pas du temps, à intervalles mesurés. — Depuis l'athlète dont j'ai parlé, jusqu'à la jeune femme chancelante, jusqu'à l'être le plus étiolé ou succombant au marasme, tous, quand il leur est resté la fibre importante, la fibre que l'homme de l'art a cherchée d'un œil investigateur avant de prononcer l'admission, tous résistent, tous suffisent à ce régime de Sarmates ou de Kamschadales. On voit de frêles créatures justifier ce singulier traitement par le retour de leur appétit, de leurs forces, de leur enjouement. Il est vrai que leur bonne humeur s'épanche souvent en railleries contre le traitement lui-même qu'elles épluchent et égratignent dans le récit de leurs aventures aquatiques. Mais cette petite ingratitude n'est que de l'espiéglerie. Elle a bientôt cessé si on les met sur le parallèle entre leurs traitements précédents et celui-ci. Et c'est là ce qui étonne le plus l'étranger qui les écoute. Qu'on ne leur parle plus de pilules ni de sangsues, ni de moxas. Se mettre le corps nu en plein hiver, recevoir l'eau n'importe de quelle manière, leur semble mille fois plus doux que d'avaler une *drogue*. La drogue est devenue leur cauchemar, et quelque saturés qu'ils soient d'eau froide après deux, trois, six mois, c'est toujours l'eau froide qu'ils réclament : l'eau froide ! l'eau froide pour guérir, l'eau froide pour rester en santé.

C'est une magie que l'hydrothérapie pour quiconque est devenu une fois hydropathe. — Qu'on ne nous accuse pas d'exagération. Nous ne sommes point ici sur le chapitre des *hydromanes*. Sans doute on a vu depuis les brillantes conquêtes de l'hydrothérapie apparaître la manie de l'eau froide, comme il y a la maladie plus ancienne de la bâtisse, la maladie plus récemment classée de la démocratie (1). Laissons les fous pour qui l'eau est l'âme du monde, de même que nous laissons les hydrophobes pour qui l'eau.....

— Ne laissons pas le café, ami Jean-Jacques. Il est chaud ; ce qui pour du café est aussi essentiel que le froid pour vos eaux. Il émoustille, réjouit et réconforte le cerveau. Votre verve n'y perdra rien ni mon attention. Et pour vous prouver que j'écoute, je vais vous prier d'écouter à votre tour un tout petit mot intercalaire. Vous croyez fermement qu'avec l'eau telle qu'on l'a bue avant Noé, et telle que la boivent les anachorètes, au sortir de la source, on peut effectuer des cures certaines, comme avec les médicaments les

---

(1) *De morbo democratico, nova insaniæ forma.* Thèse soutenue avec beaucoup d'éclat le 12 mars 1850, à l'Université de Berlin, par le docteur Groddeck.

plus parfaits, quintessence de chimie et de pharmacie, formulée par la science et les combinaisons de nos plus grands médecins ?..... Passez-moi le cognac.

— Je vous répondrai par les faits. La vérité est que depuis Priessnitz jusqu'à ce jour, ce ne sont point les maladies dont la cure est dans le domaine habituel de la médecine qui ont été proposées à la nouvelle thérapeutique ; ce sont, au contraire, des cas désespérés, des maladies très tenaces, très invétérées et abandonnées par tous les médecins, qui sont venues faire le triomphe des hydrothérapeutes. La vérité est que depuis 1826, époque où Priessnitz pratiqua confusément le traitement à l'eau froide, et surtout depuis 1828 que le professeur Oertel apporta parmi ces éléments incohérents le flambeau de la science et la méthode du raisonnement, l'hydrothérapie a incessamment grandi. Elle a grandi comme médecine, parce qu'elle s'appuie plus largement que son aînée sur la physiologie et sur l'hygiène ; et elle a grandi comme secte, parce que l'éclat de ses œuvres lui a procuré des adhérents considérables et nombreux. Aujourd'hui, les baigneurs de Græffenberg (1) se comptent par plusieurs milliers à la fois, et l'Allemagne compte par centaines les établissements hydrothérapiques qu'elle possède. Les cures de Græffenberg ont eu un retentissement prodigieux par toute l'Europe. Plusieurs fois, en France même, où la méthode s'implante, et où les précieux écrits de MM. Scoutteten et Schedel édifient la méthode scientifiquement, nous avons été témoin de succès admirables, et ces succès, mis en regard de la souffrance perpétuelle de certains malades ou d'une vie infirme et incommode, justifient aisément à nos yeux le parti qu'ont pris les patients de se livrer à l'hydrothérapie.

D'ailleurs, l'effroi qu'inspire l'étrangeté de ce moyen n'est qu'un fantôme qui s'évanouit promptement. On n'est plus tenté de plaindre le malade de ses épreuves quand, après une semaine de noviciat hydrothérapique, on le voit se faire un

(1) L'auteur du manuscrit écrivait en 1851, avant la mort de Priessnitz. Quoique datant de dix ans, ce travail inédit que nous avons rencontré est parfaitement de saison et nous paraît devoir intéresser nos lecteurs.

jeu de ce qui épouvante le spectateur ; rire et chanter avec
ses compagnons d'infortune, organiser des courses en com-
mun sur la montagne et puis venir dévorer le dîner d'un
appétit incroyable. Malheur à l'amphytrion inexpérimenté
qui prétendrait régaler une demi-douzaine d'hydropathes, et
qui n'aurait pris ses mesures que dans un large ordinaire de
la vie normale ! La première fois que j'assistai au dîner de
Saint-Seine, je craignais d'abord d'affamer la table. J'avais
fait plusieurs kilomètres à la poursuite du lièvre, et l'air de
ce pays stimule singulièrement l'estomac. La vue des plats
me rassura. Et toutefois la peur me reprit quand je vis mes
commensaux fonctionner. — Où sont donc vos malades ? dis-
je tout bas au docteur, mon voisin de table (1). — Vous les
voyez tous, répondit-il. — Ce sont des boulimiques, répli-
quai-je alors plus bas ; et ils ne font pas mine d'être guéris.
— Mais on prit la peine de me détromper tout haut. Quelques-
uns, au contraire, étaient venus pour recouvrer la faculté de
manger et de digérer. Digérer, il paraît qu'ils y réussissaient,
car à coup sûr ils mangeaient. En somme, sept à huit jours
suffisent pour s'accoutumer à l'impression de l'eau froide, et
pour se sentir déjà plus fort, plus résistant aux influences
atmosphériques, au froid surtout, à la marche, au mouve-
ment en général, à la fatigue, à l'abattement physique et
moral. L'appétit se prononce plus tôt encore. Au bout de
deux ou trois jours on le sent renaître ordinairement. Le malade transplanté loin de ses habitudes, de ses affaires, de ses
soucis, dans une sorte d'oasis au milieu des montagnes, dans
une société d'infortunés comme lui qui renaissent chaque
jour à l'espoir et à l'animation, loin de l'air vicié des villes
et loin des occasions de veiller, de se contraindre dans le
monde, d'enfreindre son régime ; ranimé par l'aspect d'une
nature pittoresque, par des promenades qu'on fait en com-

---

(1) M. le docteur Guettet, à qui est due depuis 1847 l'organisation actuelle de
Saint-Seine, auteur de quelques écrits sur la matière, notamment d'une Notice sur
Priessnitz (*Gazette médicale*, 1851), où le père de l'hydrothérapie est apprécié
sans préjugé ni rivalité. Le journal l'*Ordre*, de Dijon, 27 janvier 1852, l'a reproduit
presque en entier.

mun dans les bois délicieux ou magnifiques de ce pays accidenté, le malade sent la vie revenir en lui : il trouve dans tout ce qui l'entoure de l'encouragement à ces premiers efforts qui sont le grand pas à faire pour entrer dans la voie de la guérison.

Ainsi l'hydrothérapie est une médication, elle guérit sérieusement et solidement. Elle guérit promptement quoiqu'on lui fasse une objection des laps de trois et même six mois par saison, et quelquefois de plusieurs saisons qu'elle réclame pour l'accomplissement de ses cures. Cela est vrai pour les maladies très tenaces de leur nature, ou très lentes dans leur marche ; pour les maladies très anciennes et réputées incurables. C'est inexact relativement aux maladies aiguës. Celles-ci guérissent, au contraire, avec une célérité admirable. Nous ne prétendons pas dans tout cela étendre les bons effets de l'hydrothérapie indistinctement à toute affection, soit aiguë, soit chronique ; nous les bornons, au contraire, à celles des maladies que l'expérience a prouvées curables par l'eau froide, et sur lesquelles l'avis d'un médecin *compétent* doit toujours être requis avant d'entreprendre la cure.

Mais l'hydrothérapie exige de la part de qui l'implore du courage, des efforts, de la persévérance. Cela est vrai, et ce n'est pas trop. A mes yeux, c'est une recommandation, c'est le cachet d'une chose sérieuse. C'est là condition imposée par la nature humaine que toute conquête soit le prix d'un travail, comme toute conservation le fruit d'un soin. Celui qui a laissé périr sa propriété ne la rétablira qu'au moyen de beaucoup de peines et avec la plus énergique vovolonté. Il ne faut pas proposer l'hydrothérapie aux êtres qui sont trop faibles pour vouloir, et qui, dépossédés de la santé mesurent avec effroi le chemin qu'il faut faire pour la ressaisir. Ce chemin peut être long. Il est hérissé d'aspérités. Il faut oser entreprendre. Il faut *vouloir !* mais là est tout le mot de l'énigme, le rail du chemin et la locomotive à la fois. Heureux qui a le vouloir en lui ! pour lui les obstacles n'existent point.

A quoi bon prêcher des vertus si rares, dira quelqu'un,

quand la mode s'en mêlant va bientôt tenir lieu de détermination et de courage ? Alors personne ne reculera, à peine s'il y aura de l'eau pour tous les amateurs. — Je réponds : Tant pis ! C'est là l'écueil dont l'hydriatrie est menacée. A la voix de la mode, l'eau va tout envahir ; mais on la mitigera, on la rougira. Au lieu de la chercher à Græffenberg, pays éloigné, vraiment froid, neigeux, inaccessible à la truffe du Périgord comme au bourgogne des plus fins crûs, on puisera l'eau sous le Pont-Neuf, et on se réchauffera à la Bourse ou à l'Opéra. — Déjà vingt appareils ingénieux se façonnent à la mesure des plus élégants boudoirs. — Madame prendra sa douche et passera nonchalamment à sa toilette. — Entre deux bonjours de ses visiteurs elle trouvera le temps de faire une *lotion* et une *friction*. Ainsi elle satisfera au monde et à son médecin. — Bien injuste sera le médecin s'il n'est pas édifié d'une telle exactitude, et bien vaine l'hydrothérapie si elle ne fait pas merveille envers une sectatrice aussi fervente. — Pauvre hydrothérapie ! Quelle pitié de te voir ainsi travestie !... de voir à l'ombre de ton nom de tels enfantillages égarer le public et entraver tes légitimes progrès !

Hélas, non ! Madame. Ce que vous faites là n'est point cette médication puissante qui guérit les maux les plus rebelles. Une première condition pour faire l'hydrothérapie, c'est l'absence des détails de votre maison, soit que vous les éludiez par la fuite, soit que la maladie elle-même vous en sépare en vous clouant très malade au lit. Hors ce dernier cas, ne croyez pas que Priessnitz puisse conjurer le mal sous votre toit. Allez sous le sien, allez boire à sa source, manger à sa table, respirer l'air qu'il vous a choisi, éprouver sous ses yeux toutes les fatigues et toutes les impressions par lesquelles il veut ranimer vos forces et réhabiliter tous les ressorts de votre économie. Il mesurera ses doses sur vos capacités. Chacun de vos progrès, de vos achoppements mêmes et de vos faux pas lui apprendront mieux ce que vous êtes et ce qu'il faut pour vous. Là, comme à un pieux pèlerinage, persuadez-vous que vous accomplissez un devoir. Quand le patient, pénétré de ses besoins et du sentiment de ses infirmités, fait pour guérir tout ce qu'il peut, Dieu fait le reste. Une fois sortie des soucis de votre maison, abandonnez au médecin les soins, les préoccupations de l'affaire qui vous amène, la seule qui vous ait suivie.

Voilà quant au moral. Au physique, il faut de l'eau froide, très froide, pure, vive, stimulante. Il faut un air froid, sec, dépouillé des exhalaisons de la ville et de la plaine, riche en oxygène. Il faut des chemins escarpés et difficiles à côté de quelques sentiers plus doux. Ceux-ci prépareront vos jambes débiles à gravir plus tard ceux-là. Il faut les labeurs à côté des jouissances d'une vie simple et d'une belle nature.

— Vous prêchez, mon cher, comme Bourdaloue et Fénelon. C'est décidé, on abandonne sa maison et on quitte Paris. Mais où chercher maintenant la véritable hydrothérapie.

— Ami, il se fait tard, notre carnaval est passé. Demain je commence à Saint-Seine mon carême et mes verres d'eau. Bonsoir. En route je songerai à votre question pour vous apprendre à la résoudre. Je vous promets un courrier.

II.

Saint-Seine-l'Abbaye ou en-Montagne.

6 mars 1851.

Est-ce le bruit, sont-ce les contraintes du monde, l'air d'une grande ville, le tourbillon des plaisirs, les fatigues de la nuit, la continuation, en un mot, des malheureuses influences qui ont étiolé vos organes et affaissé votre vie, que vous allez adopter comme circonstance habituelle de votre traitement? Pensez-vous qu'un peu d'eau au milieu de tout cela soit la bonne et salutaire hydrothérapie? — Non! j'en atteste Græffenberg, le berceau et le siége privilégié de l'hydrothérapie. J'en atteste le sévère Priessnitz qui s'est si peu soucié des agréments les plus légitimes, loin de chercher à procurer à ses malades les plaisirs empestés du monde oisif! J'en atteste ses succès brillants, qui doivent servir de leçon aux maisons qui s'établissent en France, pour ne pas se fonder sur deux choses incompatibles : l'hydrothérapie et le culte des goûts du monde. — Un malade qui a fait le traitement en Allemagne et en France disait avec beaucoup de sens : « Quoique l'hydrothérapie ait donné ses preuves, elle tomberait bientôt en discrédit s'il n'y avait que les Français pour en profiter. Ce sont des fêtes qu'il faut même aux plus malades. Un remède qui guérit n'est pas le leur, car il est rare qu'il consiste en un bal masqué ou en un dîner fin.

Vous qui sentez la nécessité de vous guérir, et qui accepteriez les rigueurs de Græffenberg, vous ne pouvez, dites-vous, par mille raisons vous y rendre. D'ailleurs le voyage est long et pénible ; il vous ferait mourir. — Eh bien! cherchons un Græffenberg en France, cherchons des montagnes, un air toujours vif et pur, jamais ardent, des sources abondantes qui rendent l'eau du ciel après un court filtrage dans

des roches calcaires d'ancienne formation et non après qu'un
long parcours l'a chargée de principes terreux nuisibles. Inter-
rogeons la carte géologique, ne nous établissons point sur
les terrains crétacés (1), ni sur les terrains parisiens et autres
formations tertiaires ou alluviennes (2); parce que dans
toutes ces terres l'eau se charge dès sa source de sels calcaires qui lui donnent de la crudité, et de principes orga-
niques soit végétants, soit vivants, soit putrides. Ayons
égard à l'élévation du site parce que cette seule condition en
entraîne beaucoup d'autres très avantageuses; en observant,
toutefois, qu'une élévation de cinq à six cents mètres dans
la Côte-d'Or, dans le Charolais, le Beaujolais, ou dans le
chaînon sud-ouest des Vosges, a une valeur de salubrité
bien plus grande qu'une élévation égale dans la masse des
Alpes ou dans celle des Pyrénées. Une telle altitude dans ces
masses n'est que le piédestal de hauteurs supérieures; celles-
ci peuvent lui envoyer la fonte de leurs neiges insuffisam-
ment aérée, ou l'abriter dans une enceinte de sommets de
manière que l'air y soit mal renouvelé. Aussi les maladies
propres aux lieux bas sont-elles endémiques sur des sites de
ce genre, comme dans le Valais.

Il importe aussi qu'un établissement hydrothérapique ne
soit ni à la porte d'une ville, ni tellement placé dans la cam-
pagne que les malades ne puissent sortir que sur des grandes
routes dont la poussière en temps sec, la boue en temps de
pluie, les dégoûtent de la promenade. La proximité de la
ville les oblige à une tenue de toilette qui, quoique négligée
jusqu'à un certain point, ne l'est pas assez pour être com-
mode. Il faut qu'on puisse rester en robe de chambre, si l'on
veut, jusqu'au repas du soir, où une toilette convenable ap-
paraît. Il ne faut pas qu'un corset long à lacer, que des bot-
tines longues à attacher viennent entraver la promptitude

---

(1) Normandie, Touraine, Sologne, Saintonge, Périgord, Picardie, Artois, Champagne, Auxerrois.

(2) Paris et environs jusqu'à Fontainebleau d'une part, jusqu'à la Belgique
d'autre part. Le bassin de la Garonne, la Provence, etc.

des réactions physiologiques ni ennuyer les hydropathes plusieurs fois dans le même jour.

Ces conditions-là, nous en convenons, restreignent le nombre des bons établissements possibles en France. Notre pays, déjà plus chaud que l'Allemagne par sa latitude, l'est encore par son niveau moins élevé sur la mer. Que si nous ne pouvons pas exiger que tout Français supporte un climat de neuf mois d'hiver et de sept mois de neiges, comme Græffenberg, nous disons au moins qu'en acceptant en France un climat moins étranger à notre nature, ce n'est pas l'élément contraire à l'hydrothérapie, c'est-à-dire l'air chaud et l'eau tiède, qu'il faut choisir pour faire de l'hydrothérapie. Ne vous inquiétez donc pas pour faire coïncider votre traitement avec la saison la plus ardente de l'année, ni pour chercher un climat à l'abri des aquilons, un climat toujours égal, et où ne soupirent que des souffles attiédis, comme les brises de Touraine ou le zéphir d'un parterre. Prenez garde, au contraire, de vous installer en des lieux peu élevés ou abrités par des monts considérables, ou reposant sur des terrains de formation récente, comme ceux que j'ai signalés plus haut ; évitez les eaux fades ou crues ; gardez-vous d'un air trop amorti, stagnant, chargé d'humidité ou de vapeurs. Gardez-vous-en, quoiqu'il répande, au milieu des fleurs, de douces rêveries et de longs *far-niente,* circonstances attrayantes qui gagnent toujours le suffrage des baigneurs à la mode, mais rarement la reconnaissance des malades.

Je vais pratiquer l'hydrothérapie dans l'établissement fort remarquable de Saint-Seine, que j'ai déjà nommé. Le pays est admirablement situé et admirablement disposé par la nature pour cette médication. Vrai nid d'aigle, perché dans les montagnes, entre l'Océan et la Méditerranée, entre les sources de la Saône et celles de la Seine, et buvant facilement aux deux. Terrain jurassique élégamment découpé par de riches vallées, fournissant à chaque pas des sources aussi fraîches qu'abondantes ; aussi limpides à l'œil, aussi pures au goût qu'irréprochables à l'analyse. C'est là que ma foi envers la médication nouvelle a pris naissance sous l'empire irrésistible des faits. Mais il y a quelque chose de plus fort encore

pour affermir mes convictions. C'est là que l'hygiène des lieux
jointe à l'hygiène de l'alimentation et à celle de l'emploi du
temps est telle, qu'il n'est pas possible qu'un élément mor-
bide vienne entamer la santé, et qu'au contraire chaque jour
doit accroître ou réparer tout organe qui n'est pas, par son
évolution naturelle, au terme nécessaire de la vie. Là se trouve
la vie primitive, la vie dans les milieux créés par Dieu même
pour l'homme, et dans lesquels elle déployait toute sa vi-
gueur aux premiers âges du monde. Tel on voit le chêne de
la montagne éterniser sa végétation robuste. — Respirer la
brise du levant dès le grand matin, solliciter l'entretien et
l'accroissement des forces musculaires par la marche, par la
gymnastique, par le travail des bras pour frapper, scier, briser
la pierre, macadamiser des allées ; faire la menuiserie ; alter-
ner avec des exercices plus doux, tels que jouer au billard,
aux quilles, au volant, etc. ; gagner, en un mot, son repas par
un exercice proportionné aux forces, entretenir le contente-
ment et l'expansion de l'âme par l'activité du corps ; égayer
le jeu des facultés intellectuelles par le jeu normal des organes, conquérir par la fatigue des membres le besoin du
repos et la promptitude du sommeil ; tel est en effet le régime
prescrit à l'homme par sa propre nature, et que tous les éléments extérieurs lui rappellent à chaque minute. C'est pour
l'avoir oublié, c'est pour s'être créé une vie anormale, dépra-
vée et tout à fait opposée à la sagesse, que l'homme a altéré
en sa propre santé les forces admirables de sa constitution
antique, et les a amenées au chiffre négatif où nous les
voyons.

Quel égarement ! Engagée sur cette pente, notre organisation débilitée trébuche et tombe aux moindres achoppements. Un rien devient pour elle une cause de maladie, et
les maladies, autrefois rares et très simples dans leur ex-
pression, sont devenues innombrables ; elles sont compli-
quées à l'infini.

En vain par vos forces ou à l'aide d'un médecin vous
aurez pu vous relever d'un accident ; si vous ne réformez
le terrain sur lequel vous marchez, si vous n'instituez
votre vie sur un meilleur plan, de nouveau et fréquemment

vous rechuterez. Faites un pèlerinage aux lieux où l'on apprend à réunir l'hygiène à la thérapeutique. Græffenberg et Saint-Seine renferment à votre disposition des trésors plus sûrs que ceux du temple de la Mecque pour les fils de Mahomet. Ni Græffenberg, ni Saint-Seine ne sont toute l'année dans la neige. Le premier offre, m'a-t-on dit, trois mois délicieux dans l'année ; et je sais par moi-même que la contrée de Saint-Seine est charmante depuis avril jusqu'en décembre. Les soleils d'automne y sont magnifiques. La verdure, plus stable en ce pays qu'ailleurs, y donne à l'hiver qui commence une nuance originale que je ne lui connaissais point autrefois.

Dans l'intérieur de la maison, la vie en famille et le bon ton sans apparat donnent aux réunions et aux danses du soir une élégance et un charme que les grands foyers du monde, à force de raffinements, n'obtiennent jamais.

J.-J. BOURRU.

(1274.) — Dijon, imp. J.-E. Rabutôt, place Saint-Jean, 1 et 3.

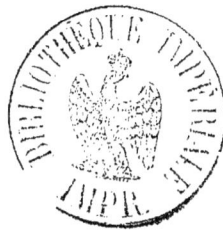

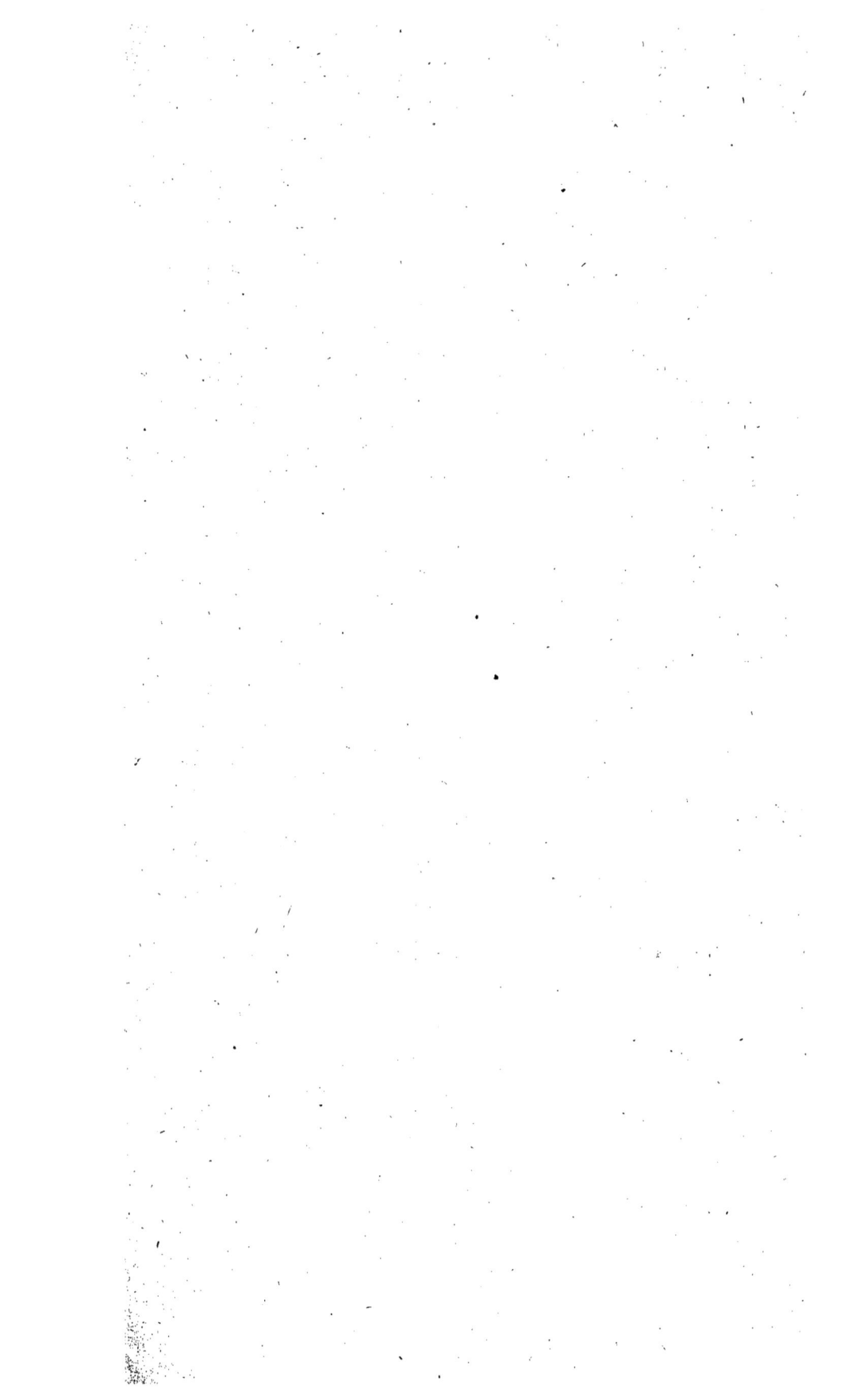

www.ingramcontent.com/pod-product-compliance
Lightning Source LLC
Chambersburg PA
CBHW050404210326
41520CB00020B/6459